BEI GRIN MACHT SICH IHR WISSEN BEZAHLT

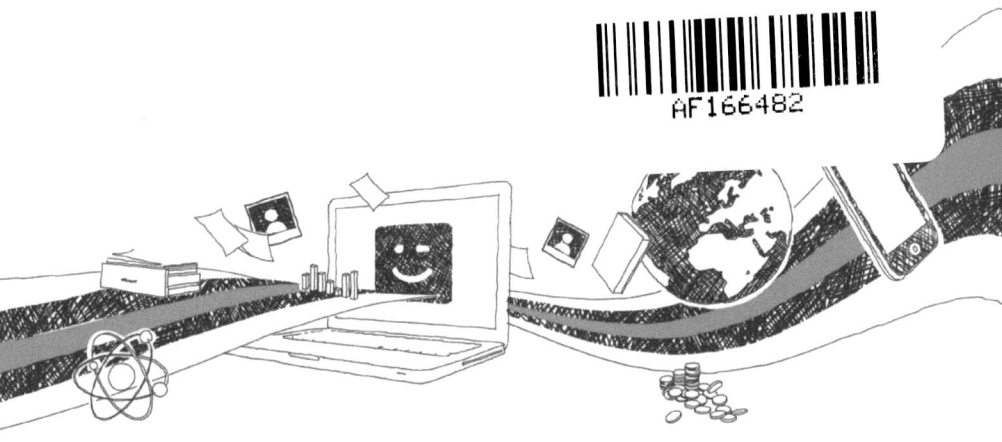
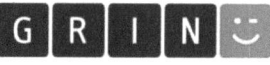

Einschränkungen durch die Covid-19-Pandemie. Durchführung einer quantitativen Studie

GRIN

Bibliografische Information der Deutschen Nationalbibliothek:

Die Deutsche Nationalbibliothek verzeichnet diese Publikation in der Deutschen Nationalbibliografie; detaillierte bibliografische Daten sind im Internet über http://dnb.d-nb.de abrufbar.

ISBN: 9783346827470
Dieses Buch ist auch als E-Book erhältlich.

Druck und Bindung: Books on Demand GmbH, Norderstedt Germany
Gedruckt auf säurefreiem Papier aus verantwortungsvollen Quellen

Das vorliegende Werk wurde sorgfältig erarbeitet. Dennoch übernehmen Autoren und Verlag für die Richtigkeit von Angaben, Hinweisen, Links und Ratschlägen sowie eventuelle Druckfehler keine Haftung.

Das Buch bei GRIN: https://www.grin.com/document/1329272

Hausarbeit in M06 Pflegeforschung:

Entwickeln, Realisieren und Anwenden

Inhaltsverzeichnis

Einleitung

Die Covid-19 Pandemie hat verehrende Auswirkungen auf die Menschen auf der ganzen Welt gezeigt. Das Virus verursachte eine globale Krise der öffentlichen Gesundheit, die eine Bedrohung für alle Elemente des menschlichen Lebens dargestellt hat. Eine Vielzahl von belastenden Faktoren aufgrund der Corona Pandemie wirken sich seit Februar 2020 bis heute auf Familien aus. Eltern werden als primäre Bezugspersonen ihrer Kinder angesehen und müssen zugleich den alltäglichen Bedürfnissen gerecht werden. Mit den globalen Pandemie Einschränkungen wird das Gleichgewicht innerhalb der Familie beeinträchtigt und bringt die Eltern vor große Herausforderungen. Es entstand eine noch höhere Arbeitsbelastung, die mit der Schul-/ und Kitaschließung, den regulären Aktivitäten, den neuen Erziehungsmustern der Kinder, verschlechterten Gesundheitszustand innerhalb der Familie und den eingeschränkten Erfüllungsmöglichkeit der Gesundheitsbedürfnisse als auch den wirtschaftlichen Status der Familie einherging (vgl. Kandula & Wake, 2022). Die Möglichkeit einen normalen Alltag wieder zu erlangen, ist höchst ungleich verteilt und benötigt viel Zeit, Unterstützung, Bildung und Geld.

„Die Normalität sei in „unnormalen" Zeiten eine anstrengende Konstruktionsleistung und keine vermeintliche Selbstverständlichkeit" (Budde et al., 2022).

Um die Fragestellung bestmöglich zu beantworten, wird zunächst auf den Hintergrund und die aktuelle Problematik eingegangen. Daraufhin wird ebenfalls der theoretisch-konzeptionelle Bezugsrahmen aufgegriffen. Des Weiteren wird die Methodik der Arbeit hinsichtlich des Designs, der Datenerhebung und drei aktuelle Studien zum derzeitigen Forschungsstand vorgestellt. Zum Abschluss wird der Analyseplan beschrieben.

1. Hintergrund und Problem

Ende des Jahres 2019 traten die ersten Fälle der Infektion in China auf. Infolge der Ausbreitung begann ein weltweites Pandemiegeschehen. In Deutschland wurde am 07.01.2020 der erste Fall in Bayern registriert. Am 01.03.2020 erklärte die WHO, die Covid-19 ausgelöste Erkrankung zur Pandemie. Das Virus überträgt sich in erster Linie durch Tröpfcheninfektion von Mensch zu Mensch. Das Virus (SARs-CoV-2 gehört zur Subfamilie der Orthocorenavirinae und ist ein einsträngiger RNA-Virus (vgl. Prof. Dr. F. Zepp und M. Knuf, 2021). Zudem verbreitet sich das Virus vor allem in geschlossenen Räumen über Aerosole und auch Schmierinfektionen. COVID-19 ist die durch das Virus ausgelöste Infektionskrankheit. Die Erkrankung befällt vor allem die Atemorgane und kann in schweren Fällen zu Lungenversagen und Tod führen (vgl. Statista, Statistiken und Zahlen zur Corona-Pandemie 2019-2022). In Abbildung 1 im Anhang ist das Infektionsgeschehen und die Todesfälle infolge der Viruserkrankung mit einer Grafik verdeutlicht worden. Es richtet sich an alle registrierten Fälle von 2020-2023 in Deutschland. Die Inkubationszeit beträgt vier bis fünf Tage und ist geprägt durch unterschiedliche Symptome, wie Fieber, Husten, Atemnot, Übelkeit, Erbrechen Kopf-/ und Gelenkschmerzen sowie vielen weiteren. Mit der Beachtung von Kindern und Jugendlichen ist auch das nähere Bezugssystem von Eltern relevant (vgl. Asbrand und Brinkmann, 2022). Kinder- und Jugendliche zeigen in der Regel einen milden bis moderaten Verlauf (vgl. Prof. Dr. F. Zepp und M. Knuf, 2021). Dennoch leiden immer mehr Kinder- und Jugendliche an Long-Covid/Post-Covid-Symptomen (vgl. Orth, 2021). Mehr als 200 Symptome sind unter dem Sammelbegriff „Long Covid" definiert. Die klinischen Zeichen sind variabel. Am 06. Oktober 2021 definierte die WHO den Long-/ und Post-Covid-19 Zustand für Erwachsene als eine ab drei Monate nach einer wahrscheinlichen oder nachgewiesenen Infektion mit dem Virus über mindestens zwei Monate persistierende, fluktuierende oder wiederkehrende Folgesymptomatik, die für das Long-/ und Post-Covid-19-Syndrom sprechen. Dies zeigt Abbildung 2 im Anhang. Es verdeutlicht die Definition anhand einer Grafik. Für Kinder und Jugendliche gibt es noch keine endgültige Definition (vgl. D. Vilser, 2022). Das Spektrum der Symptomatik ist zwar bei Kindern- und Jugendlichen ähnlich, dennoch kann man sagen, dass die Wahrscheinlichkeit an Long Covid zu erkranken im jugendlichen Alter höher ist, als im Kleinkindalter oder Säuglingsalter. Außerdem ist, wie auch im Erwachsenenalter, zu erkennen, dass das weibliche Geschlecht häufiger erkrankt. Dies konnte anhand der ersten Berichte mittels großer empirischer Studien ermittelt werden (vgl. Vilser, 2022). Die Diagnosestellung dauert lange und nach derzeitigem Stand gibt es kaum Therapien und nur wenig punktuell spezialisierte Ambulanzen für die Pädiatrie bundesweit (vgl. Rydlink, 2022). Sowohl die akut therapeutischen als auch die Rehabilitationsprogramme müssen individuell sein und angepasst werden, da die Symptome ebenfalls individuell sind. Bislang liegen nur wenig systematische Daten zu Kindern und Jugendlichen (Alter < 18 Jahren), die an Long und Post-Covid Syndrom entsprechend der Definition von NICE und WHO vor (vgl. Fainardi et. al.). Die Heterogenität und Prävalenzdaten sind vor allem den vielfältigen Unterschiede in dem jeweiligen Studiendesign geschuldet. Die Mehrzahl der für uns verfügbaren Studien beinhaltet nur kleine Kohorten und keine Kontrollgruppen. Insgesamt ist der pädiatrische Forschungsbedarf zu Long- und Post-Covid-Syndrom bei Kindern und Jugendlichen hoch. Die Therapie erfolgt interdisziplinär und richtet sich individuell an die Symptome der Betroffenen. Bundesweit gibt es nur wenige punktuell spezialisierte Ambulanzen, die sich mit der Diagnose von Long-/ und Post-Covid befassen (vgl. Rydlink, 2022). Dies hat zur Folge, dass der Prozess zur endgültigen Diagnose und die entsprechende Therapie langwierig sein können. Behandlungsmöglichkeiten werden mithilfe von somatischen und psychischen Aspekten unterstützt. Abbildung 3 im Anhang spiegelt anhand eines Schaubildes die multidimensionale Sichtweise auf die Nachsorge von Long- und Post-Covid-Behandlung wieder. Kinder und Jugendliche, die erkrankt sind, können oftmals in ihrem Alltag nicht hineinfinden und können die Schule oder ihre Ausbildungsstelle somit nicht weiter besuchen (vgl. AWMF S1. Leitlinie Long/Post-Covid, AR. Koczulla et al. 2022).

Covid-19 beeinflusst immer noch aufgrund verschiedener Varianten gesundheitliche, wirtschaftliche und soziale Faktoren. Durch den Einfluss dieser Faktoren werden Eltern stark belastet. Dies führt dazu, dass die täglichen Anforderungen und Bedürfnisse innerhalb einer Familie nicht erfüllt werden können (vgl. Engelke et. al.). Infolge der Lock-Down-Maßnahmen litten immer mehr Kinder und Jugendliche unter physischen und psychischen Auswirkungen (vgl. Kandula & Wake, 2022). Die Auswirkungen der Pandemie zerstörte durch verschiedene Stressoren das Wohlbefinden der Eltern. In diesen Zeiten musste der elterliche Stress verstanden werden, damit dieser minimiert werden konnte. Es wird eine große Anzahl von Ressourcen benötigt, um Eltern, aber auch Long-Covid-Geschädigte zu helfen, die langfristigen Folgen zu bewältigen. Das Pandemiegeschehen ist ein multidimensionaler und potentiell toxischer Stressfaktor, der verehrende Folgen für die Menschheit mit sich bringt (vgl. Brahemeier et al., 2020). Angesichts der Gesamtschau der aktuellen Themenschwerpunkte (elterlicher Stress und Long Covid), als auch die vereinzelten, wenigen Studien, ergibt sich die Notwendigkeit, Prävention und Frühintervention auszubauen (vgl. Christiansen und Koglin, 2022). Nur so kann den betroffenen Familien einen Zugang zum Gesundheitssystem gewährt werden.

2. Theoretisch-konzeptioneller Bezugsrahmen

„Die Belastungsfaktoren, sind die Anforderungen und Bedingungen, die Stress auslösen, sie werden auch Stressoren genannt" (Kaluza, 2018, S.7).

Im eigentlichen Sinne setzt sich Stress aus drei Faktoren zusammen. Zum Einen aus den Stressoren, die Bedingungen, Anforderungen oder Situationen, die von außen auf das

Individuum positiv oder negativ einwirken. Zum Anderen aus den eigenen stressverstärkten Gedanken und zu guter Letzt aus der Stressreaktion, wie ein erhöhter Blutdruck, vermehrtes Hungergefühl oder starkes Schwitzen. In Abbildung drei im Anhang wird dies anhand eines Schaubildes erklärt. Evolutionär betrachtet, stellt sich der Körper in dieser Situation auf Flucht oder Kampf ein. Belegt ist zudem, dass eine andauernde Stressbelastung zu Krankheiten führt. Folgend wird es um die Identifizierung von drei prägnanten Stressoren im Setting Krankenhaus gehen. Die Berufsgruppe der Elternschaft steht in dieser Arbeit im Fokus, da sie sowohl psychisch als auch körperlich infolge der Pandemie sehr beansprucht wird. Zunächst wird auf das transaktionale Stressmodel von Lazarus (1966) eingegangen, um die Entstehung von Stress zu verdeutlichen. Das Modell findet in der Stressforschung häufig Gebrauch (vgl. Lazarus und Launier, 2003). Das transaktionale Stressbewältigungsmodell nach Lazarus betrachtet Stress aus einer etwas anderen Perspektive. Lazarus beschreibt Stresssituationen als komplexe Wechselwirkungen zwischen den Anforderungen einer Situation und der darin handelnden Person (Habermann-Horstmeier, 2017). Schwerpunkt dieses Modells ist die eigene Bewältigung solcher Situation mithilfe eigener Bewältigungsmöglichkeiten (Ressourcen). Effektiv können Stressoren dann bewältigt werden, wenn entsprechende Hilfsmittel (Ressourcen) vorhanden sind. Diese bestehen aus einer primären, also subjektiven Bewertung der Umweltreize, Ereignisse und der Situation in Bezug auf die persönliche Relevanz und Bedeutung (vgl. Habermann-Horstmeier, 2017). Wo hingegen die sekundäre Bewertung meist zeitgleich erfolgt und sich auf die Bewältigungsmöglichkeiten des Individuums bezieht. Anschließend werden sie eingeschätzt, zur Abschätzung von ausreichenden Ressourcen. Falls nicht genug Ressourcen zur Verfügung stehen, empfindet der Betroffene „Stress" (vgl. Habermann-Horstmeier, 2017). Lazarus definiert weitere Bewältigungsstrategien (Copingstrategien), die in diesem Kontext als Strategien angesehen werden können. Dennoch wird an dieser Stelle nicht weiter darauf eingegangen.

Die Pandemiesituation wirkt aufgrund belastender Faktoren (Quarantänedauer, Infektionsängste, Frustration, finanzielle Einbußen, Schulschließung, Lock-Down-Maßnahmen, Erkrankung mit dem Virus etc.) auf die physische und psychische Gesundheit der Menschen aus (vgl. Kandula & Wake, 2022). Es ist sehr wahrscheinlich, dass innerhalb einer Familie sich Familienmitglieder mit dem Virus infizieren. Muss die Person dann stationär aufgenommen werden und leidet zunehmen an Long- Covid Symptomen, verändert dies den Familienablauf (vgl. Engelke et. al.). Wenn Kinder plötzlich dem Virus ausgesetzt sind, können bestimmte Familienmitglieder (Risikopatienten*innen) sich nicht adäquat um sie kümmern.

Die beitragenden Faktoren verursachen indirekt und direkt elterlichen Stress während und auch nach der Pandemie noch. Durch Copingstrategien und einer subjektiven Bewertung der Situation hinsichtlich ihrer Stressoren kann Stress reduziert werden (vgl. Baier und Kamenowski, 2020). Es gibt unzählige Faktoren, die den elterlichen Stress erhöhen können. Zu der wirtschaftlichen Belastung, die sich finanzielle auf die Familien schon vor der Pandemie auswirkt, kommt der pandemiebedingter Stress hinzu (vgl. Kandula & Wake, 2022). Viele Familien mussten den Verlust eines geliebten nahestehenden verkraften oder mussten sich selbst infolge des Virus in Quarantäne begeben. Dies verursachte bei vielen Personen negative Gefühle, wie Angst, Frustration und Trauer. Oftmals fehlt es Ihnen an sozialer sowie finanzieller Unterstützung. Die zunehmende häusliche Verantwortung und das nicht umsetzen von alltäglichen Aktivitäten lässt das Gleichgewicht innerhalb einer Familie schwanken. Viele Eltern mussten während der Lock-Down-Maßnahmen von Zuhause arbeiten, da die Kinder nicht zur Schule gehen konnten. Hinzu gingen infolge der Wirtschaftskrise viele Firmen pleite. Die regelmäßige Befolgung oder Aufrechterhaltung von Stressbewältigungsstrategien hält Eltern stressfrei. Zudem trägt es nachhaltig zum Wohlbefinden des Individuums bei (vgl. Kandula & Wake, 2022). Um die positiven Bewältigungsfähigkeiten in der Familie zu erhalten und zu filtern, sollten sich alle Familienmitglieder, insbesondere die Eltern, an das familiäre Umfeld anpassen. Gerade in kritischen Episoden kann dies Stress vermeiden. Gesundheitsprobleme können nur gelöst werden, indem sich an die angemessenen Gesundheitssektoren gewendet wird (vgl. Kandula & Wake, 2022). In der Regel können Stressbewältigungstechniken sinnvoll eingesetzte werden um sich von stressigen Bedingungen innerhalb der Pandemie fernzuhalten.

Die Corona Fallzahlen sind in den vergangenen zwei Jahren stark angestiegen. Im Vergleich zum Beginn der Pandemie sind seit 2021 immer mehr Kinder und Jugendliche von dem Virus betroffen. Wie die Grafik aus Statista zeigt, nahm die 7-Tages-Inzidenz nun auch bei Kindern und Jugendlichen zu. Ursachen könnten die neuartigen Virusmutationen sein, aber auch vollzähliges Testen in den Schulen und Kitas. In der ersten und zweiten Welle waren Kinder und Jugendliche meist asymptomatisch von dem Virus betroffen. Mittlerweile gibt die Studienlage an, dass die Anzahl bei Kindern und Jugendlichen stark angestiegen war (vgl. Suhr, 2021). Dies hatte zur Folge, dass immer mehr Eltern die Ambulanzen für Long-/ und Post-Covid aufsuchten (Suhr, 2021). In Abbildung 5 kann man dies sich bildlich anschauen.

3. Frage und Methodik

Forschungsfrage:

Wie können Eltern mittels Stressmanagement, deren Kinder infolge einer Covid-Erkrankung an Long-/ und Post-Covid leiden, in ihrem Stresserleben unterstützt werden?

Ziel der Studie ist es, die Zielgruppe in ihrem Stresserleben zu stärken und deren Ressourcen als auch Belastungen wahrzunehmen. Mit dem Ziel, Ängste, als auch Stressoren zu senken. Da diese Elterngruppe relativ frisch als Zielgruppe gewertet werden kann, muss besonders mithilfe der Implementierung eines Stressprogrammes voran gegangen werden. Long Covid ist einer von vielen belastenden Stressoren, die gefiltert und eliminiert werden müssen.

Ethische Überlegungen:

Vor Aufnahme des Forschungsprojektes ist es sinnvoll, das Vorhaben der Arbeit von einer Ethikkommission prüfen zu lassen. Ethische Voraussetzungen in der Pflegeforschung sind zum einen, dass die Forscher*innen sich mit dem relevanten Thema für die Pflegewissenschaft beschäftigen (vgl. Stemmler und Bartholomeyczik, 2016). Zum Anderen muss dessen Bedeutung begründet sein. Ebenfalls ist der/die Forschende dazu verpflichtet die bestmöglichsten ethisch, relevanten Standards zu verwenden (vgl. Stemmler und Bartholomeyczik, 2016). Ein sehr wichtiger Punkt ist der Datenschutz der Teilnehmenden. Der/die Forschende muss sicherstellen, dass die Daten anonymisiert sind. Ebenso wichtig ist den Teilnehmern*innen Schutz der Rechte, der Würde und des Wohlergehens zu gewährleisten. Die Teilnahme an dem Forschungsprojekt muss auf freiwilliger Basis erfolgen. Anzumerken ist, dass die Teilnehmer*innen sich über das Mitwirken in dem Forschungsprojekt eigenständig informieren und ihre Mitwirkung selbstständig entscheiden können. Ein Ausstieg aus dem Forschungsprojekt muss zu jederzeit gewährleistet sein. Die Gründe hierfür haben keine Relevanz. Die Aufgabe des Forschers/ der Forscherin ist es, das Wohl der Teilnehmenden zu fördern und mögliche Schäden zu vermeiden. Zudem muss neutral gehandelt werden und eindeutig zwischen der Rolle als Forschende*r und Teilnehmende Person unterschieden werden (vgl. Lauxen). Pflegeforscher*innen dürfen keine Zuwendung, Forschungsaufträge oder Verträge akzeptieren, die den in dem Ethikkodex festgehaltenen Prinzipien wiedersprechen.

3.1 Design

A.

Um die Themenfrage zu beantworten, wird das „quasi-experimentelle Design" gewählt. Es gibt zwei Kontrollgruppen, eine der Gruppen erhält dabei die übliche Versorgung. Die meisten Eltern nutzen keine explizite Methode, um ihren Stress zu reduzieren, da das Wohl ihres Kindes an erster Stelle steht. Daher ist es ethisch vertretbar. Die andere Gruppe wird mit dem transaktionalen Stressbewältigungsmodell nach Lazarus vertraut gemacht. Die Daten werden in zwei Ambulanzen für Long Covid erkrankte Kinder und Jugendliche erhoben. Diese ähneln sich in Größe und Teilnehmerzahl. Hierbei füllen die Eltern zu Beginn der Intervention den SCI-Fragebogen aus, als auch vier Monate nach der Umsetzung. Die Augsburger Klinik erteilte den Auftrag.

Stichprobe:

Die Stichprobe für diese Studie sind Eltern von Kindern mit Long-/ und Post-Covid-Symptomatik. Variable für diese quantitative Analyse sind, dass man ein Kind hat, welches von Long Covid betroffen ist und in einer der beiden Ambulanzen in Augsburg angemeldet ist (vgl. Post-COVID Ambulanzen, sortiert nach Postleitzahlen). Befragt werden sowohl Männer, als auch Frauen und diverse Personen. Da die Ambulanzen eine hohe Anfrage von Eltern erhalten haben, können die Ambulanzen nur noch Familien aus Stadt oder Landkreis Augsburg und angrenzende Landkreise aufnehmen. Das Geschlecht und das Alter werden ebenfalls berücksichtigt, um mögliche Unterschiede zwischen den Merkmalen zu erfassen. Die Teilnahme an der Forschung beruht auf Freiwilligkeit und darf nicht erzwungen werden. Nach Einwilligung werden die Eltern umfassend über das weitere Vorgehen aufgeklärt. Aus datenschutzrechtlichen Gründen werden die erhobenen Daten anonymisiert und vertraulich behandelt. Die Klienten*innen müssen eine Einverständniserklärung unterschreiben. Einschlusskriterien sind Sprachfähigkeit und die kognitive Fähigkeit, einen Fragebogen auszufüllen.

3.2 Datenerhebung: Methode(Instrument und Stichprobe)

Die Datenerhebung des Fragebogens erfolgt quantitativ.

PICO Suchstrategie:

Das PICO-Schema wird in der evidenzbasierten Medizin genutzt, um die Ergebnisse einer Fragestellung im Gesundheitswesen möglichst übersichtlich darzustellen (vgl. Straus et al., 2018). Für meine systematische Literaturrecherche war es ein geeignetes Hilfsschema, um mit der Fragestellung voran zukommen und mir einen ersten Überblick zu verschaffen. Mithilfe von verschiedenen Fachdatenbanken und Verlagen konnte ich die Suche systematisieren. Einen Ausschnitt der Ergebnisse kann anhand der Tabelle 2 entnommen werden.

Hierfür gliederte ich die Forschungsfrage in vier Schlüsselelemente:

1. Waren Eltern von Long-/ und Post-Covid erkrankten Kindern meine Zielgruppe
2. War die Implementierung eines Stress- und Copinginventars die Intervention in der Versorgung
3. War es herauszufinden, welche Ressourcen die Zielgruppe verfügt und welche Stressbelastungen eine Rolle in deren Leben spielen
4. War es wichtig herauszufinden, inwieweit man die Zielgruppe hinsichtlich ihres Stressempfindens und ihren täglichen Anforderung infolge der Corona Pandemie zu stärken und Coping Strategien anzuwenden

Im Anschluss begann ich mit der Literaturrecherche. Um genauere Ergebnisse zu erzielen, suchte ich geeignete Schlüssel- und Stichwörter in deutscher und englischer Sprache, die ich mit „AND" und „OR" nach Bedarf verband. Die jeweiligen Stich- und Schlüsselwörter können der Tabelle 1 entnommen werden. Für jeden Gliederungspunkt wurden bestimmte Suchkomponenten entwickelt. Gefiltert wurden die letzten drei Jahre mit Beginn des Pandemiegeschehens. Weitere Filtermöglichkeiten wie die Sprache und die Spezies waren für diese Arbeit nicht von Relevanz.

Booleschen Operatoren:

Mithilfe der Booleschen Operatoren können Suchbegriffe mithilfe logischer Operatoren wie beispielsweise „OR" und „AND" miteinander verbunden werden. Des Weiteren können auch „NOT", „+" und „–" benutzt werden. Sie müssen in Großbuchstaben geschrieben werden, da sie ansonsten als normale Suchbegriffe gewertet werden (vgl. DRZE, 2023).

Tabelle 1: Anwendung mit dem PICO Schema:

Suchkomponente1: P Patient/Population/Problem	Stichwörter/Keywords: children, parents Schlagwörter/MeSH: Long-Covid OR Post-Covid and Children, parents AND stress, Family AND stress
Suchkomponente2: I Intervention	Stichwörter/Keywords: stress management, stress- and Copinginventar, coping strategy Schlagwörter/Mesh: stress model
Suchkomponente3: C Comparison	Stichwörter/Keywords: stress AND parents Schlagwörter/Mesh: prevalence of Long-Covid OR Post-Covid
Suchkomponente4: O Outcome	Stichwörter/Keywords: prevalence, Coping strategy AND resources Schlagwörter/Mesh: Long-Covid symptoms

Tabelle 2 zu den Ergebnissen der Literaturrecherche

Ort (Wo?)	Suchbegriffe	Anzahl der Treffer	Ergebnisse
PupMed	Long Covid AND children OR Parents	1.190	2
AWMF	Long-/ Post-Covid	1	1
Hogrefe eContent	Covid-19 und Familie	121	4
Springer Verlag	Covid-19 Pandemie UND Jugendliche	1.473	8
GoogleScholar	Parental stress	235.000	1
GoogleScholar	Eltern und Long-Covid	4.000	2
BELIT –drze (Bioethik-Literaturdatenbank)	Eltern AND Stress	11	1

BELIT - drze	Long- OR Post-Covid AND children	305	2

Instrument: (SCI) – „Stress- und Coping-Inventar:

Zur Bestimmung des Stresses von Eltern mit Kindern, die infolge einer Corona Infektion an Long-Covid-Symptomen leiden, wird das im Jahre 2012 veröffentliche „Stress- und Coping-Inventar" (SCI) verwendet. Das SCI-Instrument ist ein wissenschaftliches Fragebogen-Stressinstrument, welches die Stressbelastung, die Stresssymptome und Stressbewältigungs-Strategien (Coping) misst. Das Stress- und Coping- Inventar wird als wissenschaftliches Verfahren genutzt und wurde sowohl in die PSYNDEX-Testdatenbank, als auch im Testarchiv des Leibnitz-Zentrum für Psychologische Informationen und Dokumentation (ZPID) verwendet. Es besteht aus einer vierstufigen Likert Skala. Mithilfe von Skalen und 54 Items zur Stressbelastung, Stresssymptomen und Coping Strategien kann der Fragebogen spezifisch angewendet werden. Alle Skalen konnten in einer Stichprobe mit 5.220 Menschen überzeugende psychometrischen Kennwerte erreichen (vgl. Satow, 2021, S. 21). Die Dauer eines Fragebogens beträgt 10-20 Minuten.

Skalen:

Stress:

- Stress durch Unsicherheit (7 Items)
- Stress durch Überforderung (7 Items)
- Stress durch Verlust (7 Items)
- Gesamt-Stressbelastung (21 Items)
- Körperliche Stresssymptome (13 Items)

Coping:

- Positives Denken (4 Items)
- Aktive Bewältigung (4 Items)
- Soziale Unterstützung (4 Items)
- Halt in Religion (4 Items)
- Alkoholkonsum (4 Items)

3.3 Analysepläne

Bei den gesammelten Informationen handelt sich um „nummerische" Werte, die sich aus den Antworten aus dem Fragebogen zum Umgang mit Stress (SCI) ergeben. Der Fragebogen wurde von der Kontrollgruppe vor der Intervention beantwortet. Anschließend werden die Ergebnisse bewertet und Lösungsvorschläge (Copingstrategien) entwickelt. Um die Daten zu analysieren, kann das Statistikprogramm „SPSS" Statistik 25 verwendet werden. Die Datensätze werden ebenfalls mit dem Programm aufbereitet. Hieraus ergibt sich die Möglichkeit sich den Mittelwert, das Minimum und das Maximum berechnen zu lassen. Sinnvoll ist zudem, dass Konfidenzintervall zu beachten. In dem „SPSS" Programm gibt es die Möglichkeit, eine Häufigkeitsanalyse durchzuführen. Wie zum Beispiel das erste Quartal (25er Perzentil) , auch Median genannt. Es halbiert die Verteilung (50er Perzentil) und das dritte Quartal ist das 75er Perzentil. Die Quartale werden im Anschluss berechnet und verglichen. Außerdem wird der p-Wert berechnet. Es kann die Inkompatibilität zwischen Datensätzen und einem Modell für jene Daten zeigen (vgl. Wasserstein und Lazar, 2016). P-Werte sind sinnvoll zur Orientierung und können nicht die Korrektheit der Nullhypothese also auch ob die Daten Zufall sind, angeben. Vielmehr gibt er eine Aussage über Daten in Bezug auf eine spezifische Hypothese, wobei er keine Aussage über die Erklärung selbst gibt (vgl. Wasserstein und Lazar, 2016). Zweckmäßig ist es sinnvoll sich den Modus-Wert anzeigen zu lassen, da der Wert mehrfach vorkommt. Für eine Verbildlichung können Datensätze auch in einem Diagramm angezeigt werden. Ansonsten kann bestimmt werden, ob die Werte normalverteilt sind, um Variable miteinander vergleichen zu können. Hierfür eignet sich die Funktion der Korrelation.

Bislang liegen nur wenig systematische Daten zu Kindern und Jugendlichen (Alter < 18 Jahren), die an Long- und Post-Covid-Syndrom entsprechend der Definition von NICE und WHO, vor. Die Heterogenität und Prävalenzdaten sind vor allem den vielfältigen Unterschiede in dem jeweiligen Studiendesign geschuldet. Die Mehrzahl der für uns verfügbaren Studien beinhaltet nur kleine Kohorten und keine Kontrollgruppen. Insgesamt ist der pädiatrische Forschungsbedarf zu Long- und Post-Covid-Syndrom bei Kindern und Jugendlichen hoch. Die Therapie erfolgt interdisziplinär und richtet sich individuell an die Symptome der Betroffenen. Bundesweit gibt es nur wenige punktuell spezialisierte Ambulanzen, die sich mit der Diagnose von Long-/ und Post-Covid befassen (vgl. Rydlink, 2022). Dies hat zur Folge, dass der Prozess zur endgültigen Diagnose und die entsprechende Therapie langwierig sein können. Behandlungsmöglichkeiten werden mithilfe von somatischen und psychischen Aspekten unterstützt. Kinder und Jugendliche, die erkrankt sind, können oftmals in ihren Alltag nicht

hineinfinden und können die Schule oder ihre Ausbildungsstelle nicht besuchen (vgl. AWMF
S1. Leitlinie Long/Post-Covid, AR. Koczulla et al. 2022).

4. Aktueller Stand der Forschung

Im folgenden Kapitel werden drei Studien zum aktuellen Wissenstand aufgezeigt. Wichtig
anzumerken ist, dass die erste Studie aus der Zeit kurz vor der Pandemie ist. Die Zielgruppe
„Eltern" war bereits vor der Corona Pandemie ein Thema in Deutschland und verdeutlicht
nochmals den Hintergrund.

Stress-Studie von Frauke Suhr (2019) „Eltern leiden unter Dauerstress"

Die Studie befasst sich mit dem Stresserleben im Alltag von 1.007 Eltern in Deutschland. Die
Zielgruppe ist daher so wichtig, da Eltern allgemein im Alltag sehr viel leisten müssen. Die
Studie wurde am 10.12.2019 von Frauke Suhr veröffentlicht (vgl. Suhr, 2019). Ziel der Studie
war es herauszufinden, inwieweit Eltern in Deutschland im Alltag gestresst sind und mit
welchen großen Herausforderungen sie leben müssen. Variablen für die Umfrage war es, dass
die befragten Personen mindestens ein Kind haben, welches unter 18 Jahre alt ist (vgl. Suhr,
2019). Für die Studie von keiner Relevanz war es, ob die Personen mit dem Partner zusammen
oder alleinerziehend sind. Die Umfrage, welche von der kaufmännischen Krankenkasse (KKH)
und Forsa ausgegangen ist, zeigt folgende Ergebnisse. Es gaben 40 % der Mütter und Väter in
Deutschland an, dass sie dauerhaft gestresst seien. Als Haupt- Stressursache gaben die
Befragten, die eigenen hohen Ansprüche an. Spezifisch gaben sie an, dass sie alles für das Kind,
den Partner sowie den Arbeitgeber geben würden, insbesondere um allem gerecht zu werden
(vgl. Suhr, 2019). Nebenbei gaben 21 % der Befragten an, unter dem gesellschaftlichen Druck
zu leiden, wie beispielsweise das Gefühl einen perfekten Haushalt leisten zu müssen. Das hohe
Arbeitspensum bleibt nicht ohne Folgen. 79 % der Befragten leiden regelmäßig unter
dauerhafter Erschöpfung bis hin zu einem Burnout. 77 % gaben an, dass sie eine ständige
Unruhe empfinden, welche sich mit Nervosität und Reizbarkeit kennzeichnet. In einigen Fällen
führt der dauerhafte Stress zu Depressionen und Angstzuständen, dies zeigt sich an den 31 %
der Befragten, die angegeben haben, dass sie wegen des hohen Drucks schon einmal
niedergeschlagen oder depressiv waren (vgl. Suhr, 2019). Ebenfalls deutlich in der Studie wird,
dass die Zahl der Krankschreibungen aufgrund psychischer Leiden deutlich ansteigt. In relativ
jungen Familien arbeiten häufig beide Elternteile mindestens Vollzeit, um finanziell gut
aufgestellt zu sein. Laut dem Müttergenesungswerk kommen immer mehr Eltern in

Beratungsstellen, um sich über Kuren zu informieren. In der Studie geht hervor, dass sich die Befragten mit 39 % über mehr Anerkennung vom Arbeitgeber und flexiblere Arbeitszeiten und Arbeitsbedingungen (44%) wünschen würden. Über die Hälfte mit 54 % gaben an, dass sie mit zusätzlicher finanzieller Unterstützung die Belastungen im Alltag besser kompensieren könnten (vgl. Suhr, 2019).

Die nächste Studie wurde in Mitten des Pandemiegeschehens erhoben. Hier wurde erfasst, inwieweit das Pandemiegeschehen sich auf die Kinder und deren Familien auswirken.

Long COVID symptoms and duration in SARS-CoV-2 positive children – a nationwide cohort study

Die meisten Kinder haben einen milden Verlauf, wenn sie sich mit der SARS-CoV-2-Infektion anstecken. In der Vergangenheit wurden sich hauptsächlich nicht kontrollierte Studien mit kleiner Stichprobengröße, die langfristige Erholung von einer Covid-Infektion bei Kindern, untersucht. Das Ziel dieser Studie war es, die Symptome und die Dauer einer „Long Covid" bei Kindern unter 18 Jahren zu bewerten . Herauszufinden war, ob die Symptome von „Long Covid" auf die Infektion zurückzuführen sind oder eine Folge der Pandemie (Schulsperre und soziale Distanzierung) darstellt. Während der Corona Pandemie wurden staatliche Eingriffe eingeführt, um die Infektionswelle einzudämmen. Eine bundesweite Kohortenstudie mit 37.522 Kindern im Alter von 0-17 Jahren (6.674, 0-5 Jahre und 30.848, 6-17 Jahre) mit bestätigter Infektion durch einen PCR-Test (44,9 %) wurde hierfür mithilfe eines Online-Fragebogens befragt. Gegenüber gestellt wurden die Daten mit einer Kontrollgruppe von 78.037 zufällig ausgewählten Kindern (21,3 %), die nicht positiv auf das SARS-CoV-2-Virus getestet worden waren (vgl. Borch et. al., 2022). Diese wurde zwecks Bewertung der Symptombeziehung zur SARS-CoV-2-Infektion eingeschlossen. Keines der befragten Kinder hatte eine Covid-Impfung erhalten. Die Studie wurde von der dänischen Behörde für Gesundheitsdaten genehmigt, registriert wurden sie in Mitteldänemark. Eine ethische Genehmigung war nicht erforderlich. Für die vorliegende Studie verknüpfte die dänische Gesundheitsbehörde die Sozialversicherungsnummern aller dänischen Kinder mit denen der nationalen mikrobiologischen Datenbank (vom 27.01.2020 bis 19.03.2021 vollständige Liste aller dänischen Kinder von 0-17 Jahren mit nachweislicher Covid-Infektion)(vgl. Borch et. al., 2022). Ein Online-Fragebogen (REDCap) wurde vom 24.03.2021 bis zum 9.05.2021 an alle positiven Kinder sowie an die Kontrollgruppe versandt. Der Fragebogen wurde an Eltern von Kindern im Alter von 0-17 Jahren versandt, die in fünf Gemeinden in Dänemark (Aalborg,

Herning, Arrhus, Randers und Frederiksberg) eine öffentliche Kindertagesstätte oder Schule besuchten (45.240 Schulkinder (6-17 Jahren) und 32.797 Kitakinder (0-5 Jahren)). Eine Erinnerung wurde nach sieben bis 10 Tagen versandt. Beide Gruppen hatten eine Reaktionszeit von vier Wochen. Beide Gruppen erhielten identische Fragen zu demografischen Informationen, einer chronischen Krankheitsgeschichte, Medikation und Symptomen, die länger als vier Wochen anhielten. Besonderheiten waren hier, dass in der ersten Frage auf vorherige Infektionen mit dem Corona-Virus eingegangen wurde. Wenn dies bestätigt wurde, musste der Fragebogen frühzeitig beendet werden. So wurden positive Kinder aus den Kontrollgruppen ausgeschlossen (vgl. Borch et. al.,2022). Um die Kinder in den Gruppen zu vergleichen, wurden die Kinder in zwei Altersgruppen unterteilt. Einmal in eine Gruppe mit Vorschulkindern (0-5 Jahre) und in Schulkinder (6-17 Jahre). Aus der Gruppe mit den infizierten Kindern gingen 16.836 Fragebögen zurück (44,9 %), aus der Kontrollgruppe kamen 16.620 Fragebögen zurück. Die statistische Analyse erfolgte mit dem StataMP17 Programm. Bionominale Regressionen wurden angepasst, um die Risikodifferenz in Prozentpunkten zu ermitteln. Ausgeschlossen wurden Fragebögen mit falschen/fehlenden Angaben zu Symptomen, Alter oder Geschlecht des Kindes. Insgesamt kamen 15.041 positive Kinder und 15.080 Kinder aus der Kontrollgruppe für die Studie infrage. Sieben Prozent der infizierten Kinder, die über Symptome berichten, die über vier Wochen anhalten, waren während der Infektion asymptomatisch. Die Symptome hielten sowohl bei den infizierten Kindern als auch bei der Kontrollgruppe mehr als vier Wochen an (vgl. Borch et. al.,2022). Nachweislich berichteten infizierte Kinder im Alter von 0-17 Jahren häufiger über Symptome, als in der Kontrollgruppe (prozentualer Unterschied 0,8 %). Die am häufigsten berichteten Symptome waren bei Vorschulkindern: anhaltende Erschöpfung RD (Risk Difference): 0,05, Geruchsverlust RD: 0,01, Geschmacksverlust RD: 0,01 und Muskelschwäche RD: 0,01. Bei Schulkindern waren die wichtigsten Symptome: Geruchsverlust RD: 0,12, Geschmacksverlust RD: 0,10, Müdigkeit RD: 0,05, Muskelschwäche RD: 0,02, Atemprobleme RD: 0,03, Schwindel RD: 0,02 und Brustschmerzen: RD 0,01. Kinder in den Kontrollgruppen hatten deutlich mehr Kopf-, Muskel- und Gelenkschmerzen, Husten, Übelkeit, Durchfall, Fieber und Konzentrationsschwierigkeiten als die infizierten Kinder. Bei den meisten Kindern klangen die Long-Covid-Symptome innerhalb eines bis fünf Monaten ab. Weitere Studien sind erforderlich, um das Wissen über Long-Covid in der Pädiatrie zu erweitern. Zusammenfassend lässt sich sagen, dass die Studie zu dem Stand die bisher größte Studie zu Symptomen und Dauer bei

Long-Covid und infizierten Kindern gegenübergestellt. Dokumentiert wurde, dass Long-Covid bei älteren Schulkindern hauptsächlich auftritt (vgl. Borch, 2022).

Die letzte Studie befasst sich mit der Fragestellung wie häufig Long-Covid wirklich bei Kindern und Jugendlichen ist.

Pädiatrie aktuell: Rheinhold Kerbl „Wie häufig ist Long-Covid wirklich?"

In der Monatsschrift Kinderheilkunde wurde die Studie von Wulf Hanson, S., Abbafati, C. et al. (2022), die über die Long-Covid-Prävalenz von Personen handelt, die an dauerhafter Müdigkeit kognitiven Einschränkungen und respiratorischen Beschwerden infolge ihrer Akuterkrankung im Jahr 2020 und 2021 leiden, berichtet. Die Prävalenz von Long-Covid wird in verschiedenen Studien unterschiedlich angegeben. Gründe dafür sind verschiedene Definitionen, die angewandt werden als auch die Art der Studie und die untersuchte Fallzahl. Zudem können sich die Studien in der jeweiligen Infektionswelle unterscheiden, wie beispielsweise Omikron vs. Delta (vgl. Kerbl, 2022). Besonderheiten gibt es in den Fallserien ohne Kontrollgruppen. Hier werden von teilweise sehr hohen Prävalenzzahlen berichtet. Mit Long-Covid werden mehr als 300 Symptome assoziiert. Eine Studie im „Journal of the American Medical Association (JAMA)" publizierte eine Modellierungsstudie, bei der versucht wurde unter Anwendung der WHO-Definition und einheitlicher Kriterien, die reale Prävalenz für Long-Covid für die Pädiatrie zu erheben. Wenn man sich die Methodik anschaut, wurde in die Metaregression 54 Studien aus 22 Ländern eingeschlossen. Die Gesamtzahl der inkludierten Patienten*innen betrug 1,2 Millionen. Die Patienten*innen wurden mithilfe der WHO-Definition eingestuft. Ein Kriterium war eine Symptomdauer von zumindest drei Monaten. Berücksichtigt für die Studie wurden nur Fälle mit vormals symptomatischem Verlauf. Weiter wurden ausschließlich Fälle als „Long-Covid" eingestuft, die zumindest einen der folgenden drei Symptomenkomplexe aufzeigten (andauernde Müdigkeit mit Kopfschmerzen und Stimmungsschwankungen, kognitive Beeinträchtigungen oder anhaltende respiratorische Probleme)(vgl. Kerbl, 2022). Im Ergebnisteil wird aufgelistet, dass 6,2 % aller Patienten*innen die Kriterien für Long-Covid erfüllen. Hiervon gaben 60,4 % an, respiratorische Probleme zu haben. Mit 51 % gaben Patienten*innen an, unter anhaltender Müdigkeit zu leben. Kognitive Defizite gaben 35,4% der Betroffenen an. Hinsichtlich der Prävalenz ist zu sagen, dass Personen über dem 20. Lebensjahr eine höhere Prävalenz aufzeigen als Personen darunter (Frauen: 10,6 % vs. 5,4 %, Männer: 5,4 % vs. 22,2 %). „Die mittlere Symptomdauer betrug im Rahmen der Akuterkrankung hospitalisierten Patienten neun Monate (Konfidenzintervall 7-12), bei vormals nichthospitalisierten Patienten vier Monate (Konfidenzinterwall 3,6-4,6)" (R. Kerbl, 2022). Schlussfolgernd weißt der Autor darauf hin, dass für die Analyse herangezogene Einzelfallstudien sehr heterogen waren. Als weitere Limitation wird angeführt, dass die Studie im Januar 2022 endete und somit keine bis selten Omikronfälle inkludiert sind. Zudem weisen die Autoren darauf hin, dass die Symptomatik von Long-Covid durchaus auch bei anderen Infektionskrankheiten vorkommt. Fakt ist, die Prävalenz von Long-Covid bei Kindern und Jugendlichen ist niedriger als bei Erwachsenen. Exakte Prävalenz zahlen fehlen derzeit noch. Wünschenswert wäre eine Metaanalyse, die mit spezieller Berücksichtigung von Kindern und Jugendlichen erfolgt (vgl. R. Kerbl, 2022).

Anhang

Abbildung 1:

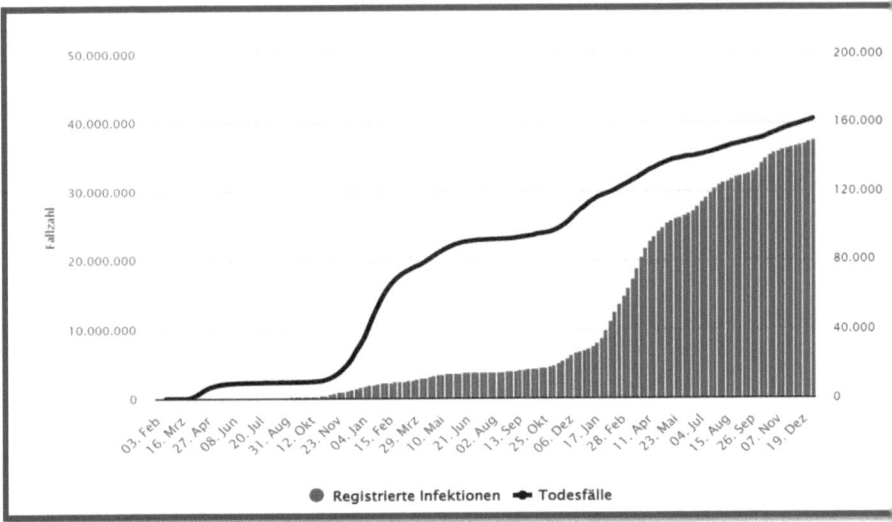

(Quelle: Anzahl Infektionen und Todesfällen in Zusammenhang mit dem Coronavirus in Deutschland seit Februar 2020, 02.Januar.2023, Statista)

Abbildung 2:

Anm. der Red.: Diese Abb. wurde aus urheberrechtlichen Gründen entfernt.

(Quelle: Long Covid/ Post-Covid-19-Syndrom bei Kindern und Jugendlichen. D. Vilser, 2022)

Abbildung 3:

Anm. der Red.: Diese Abb. wurde aus urheberrechtlichen Gründen entfernt.

(Quelle: Cestaro S.13 , 2022 unter
https://irf.fhnw.ch/bitstream/handle/11654/34203/Bachelorarbeit%202022_Cestaro%20Rotzler%20
Sibylla_ohne%20Anhang.pdf)

Literaturverzeichnis

A. R., K. e. a., 2022. *AWMFonline.* [Online]
Available at: https://register.awmf.org/assets/guidelines/020-
027l_S1_Post_COVID_Long_COVID_2022-08.pdf
[Zugriff am 17 Dezember 2023].

Anon., kein Datum *Post-COVID Ambulanzen, sortiert nach Postleitzahlen.* [Online]
Available at: https://www.dgkj.de/fileadmin/user_upload/Meldungen_2022/2209_Post-COVID-
Ambulanzen.pdf
[Zugriff am 02 Januar 2023].

Asbrand, J. & Brinkmann, F., 2022. Die Auswirkungen der Covid 19 Pandemie auf Kinder, Jugendliche
und Familien in deutschsprachigen Ländern. *Kindheit und Entwicklung*, April, pp. 76-80.

Borch, L. e. a., 2022. *PupMed.* [Online]
Available at: https://www.ncbi.nlm.nih.gov/pmc/articles/PMC8742700/#!po=66.1290
[Zugriff am 12 Dezember 2022].

Budde, J. e. a., 2022. *Schule in Distanz-Kindheit in der Krise.* s.l.:SpringerVerlag Wiesbaden.

Cestaro, S., 2022. *Fachhochschule Neuwestschweiz | Hochschule für angewandte Psychologie.*
[Online]
Available at:
https://irf.fhnw.ch/bitstream/handle/11654/34203/Bachelorarbeit%202022_Cestaro%20Rotzler%20
Sibylla_ohne%20Anhang.pdf
[Zugriff am 22 Januar 2023].

DRZE, 2023. *drze- Deutsches Referenzzentrum für Ethik in den Biowissenschaften.* [Online]
Available at: https://www.drze.de/belit/hilfe/hilfe-fuer-anfragesprache/4-boolean-operators
[Zugriff am 04 Januar 2023].

Engelke, L. & al., e., 2022. Belastungen, positive Veränderungen und Ressourcen von Familien in der
Covid-19 Pandemie. *Kindheit und Entwicklung*, April, pp. 75-130.

Fainardi, V. e. a., 2022. *PupMed.* [Online]
Available at: https://www.ncbi.nlm.nih.gov/pmc/articles/PMC8876679/#!po=1.38889
[Zugriff am 16 Dezember 2022].

Kaluza, G., 2018. *Stressbewältigung Trainingsmanual zur psychologischen Gesundheitsförderung.*
Heidelberg: Springer Berlin.

Kandula, R. U. & Wake, D. A., 2022. *GoogleScholar.* [Online]
Available at: https://www.ncbi.nlm.nih.gov/pmc/articles/PMC8752870/
[Zugriff am 16 Januar 2023].

Lauxen, O., kein Datum *Deutsche Gesellschaft für Pflegewissenschaft e.v..* [Online]
Available at: https://dg-pflegewissenschaft.de/wp-content/uploads/2017/05/ANA1968.pdf
[Zugriff am 22 Januar 2023].

Orth, A., 2021. Studien: Long-Covid: Auch Kinder sind betroffen. *kma-Klinik Management aktuell 2021*, 30 April.

Prof. Dr. F. Zepp, M. K., 2021. *Springer Medizin Verlag.* [Online]
Available at: https://www.springermedizin.de/impfempfehlungen-in-der-paediatrie/covid-19-impfung/coronavirus-disease-2019-covid-19-im-kindes-und-jugendalter/19791418?searchResult=2.coronavirus%202019%20covid%20-19%20im%20kindes%20und%20jugendalter&searchBackB
[Zugriff am 27 Dezember 2023].

Rheinhold, K., 2022. *SpringerLink.* [Online]
Available at: https://link.springer.com/article/10.1007/s00112-022-01660-z
[Zugriff am 20 Dezember 2023].

Rydlink, K., 2022. Hannah tobt nicht mehr - Long Covid bei Kindern. *Der Spiegel*, p. Artikel 48.

Stemmer, R. & Bartholomeyczik, S., 2016. *Deutsche Gesellschaft für Pflegewissenschaften e.v..* [Online]
Available at: https://dg-pflegewissenschaft.de/wp-content/uploads/2017/05/Ethikkodex-Pflegeforschung-DGP-Logo-2017-05-25.pdf
[Zugriff am 22 Januar 2023].

Straus, E. S. e. a., 2018. *Evidence-Based Medicine - How to practise and teach EBM (5. Ausgabe).* s.l.:Elsevier Verlag.

Suhr, F., 2019. *Statista.* [Online]
Available at: https://de.statista.com/infografik/20250/umfrage-unter-eltern-zum-stress-im-alltag/
[Zugriff am 01 Januar 2023].

Vilsen, D., 2022. *Springer Link.* [Online]
Available at: https://link.springer.com/article/10.1007/s15014-022-4024-2
[Zugriff am 12 Januar 2023].